Les Salades Gourmandes 2023

Fraîcheur, Couleurs et Saveurs pour tous les goûts

Juliette Dupont

Table des matières

Sammies de salade Satay au poulet plus saines et saines......................8

Salade de poulet de Cléopâtre 10

Salade thaï-vietnamienne..12

Salade Cobb de Noël..14

Salade de pommes de terre vertes...17

Salade de maïs brûlé..20

Salade de chou et raisin..22

Salade d'agrumes...24

Salade de fruits et laitue...26

Salade de pommes et laitue 28

Salade de haricots et poivrons 30

Salade de carottes et dattes 32

Vinaigrette crémeuse au poivre pour salade 33

salade hawaienne...35

Salade de maïs brûlé..37

Salade de chou et raisin..39

Salade d'agrumes...41

Salade de fruits et laitue...43

Salade de poulet au cari 45

Salade d'épinards aux fraises 47

Salade de chou sucrée du restaurant 49

Salade de macaronis classique 51

Salade de poires au roquefort 53

La salade de thon de Barbie 55

Salade de poulet des fêtes	57
Salade mexicaine de haricots	59
Salade de pâtes ranch au bacon	61
Salade de pommes de terre à peau rouge	63
Salade de haricots noirs et couscous	65
Salade de poulet grecque	67
Salade de poulet fantaisie	69
Salade de poulet au curry fruité	71
Merveilleuse salade de poulet au curry	73
Salade de carottes épicée	75
Salade de pommes à l'asiatique	77
Salade de courge et orzo	79
Salade aux fruits de cresson	81
Salade César	83
Salade Poulet Mangue	85
Salade d'oranges à la mozzarella	87
Salade aux trois haricots	89
Salade de tofu au miso	91
Salade de radis japonais	93
Cobb du sud-ouest	95
Pâtes Caprese	97
Salade de truite fumée	99
Salade d'oeufs aux haricots	101
Salade d'Ambrois	102
Salade de quartier	104
Salade de piment espagnol	106
Salade de mimosa	108

Waldorf classique 110

Salade de pois aux yeux noirs 112

Salade de poulet garnie de prosciutto 114

Délicieuse salade de roquette garnie de crevettes 116

Salade Cobb aux Crevettes 119

Salade de melon et prosciutto 122

Salade de maïs et de haricots blancs 124

Salade de crevettes à la thaïlandaise 126

Délicieuse salade avec vinaigrette épicée à l'ananas 129

Salade de poulet grillé et de roquette 132

Salade de pâtes aux coquillages avec vinaigrette au babeurre et à la ciboulette 134

Omble chevalier avec vinaigrette aux tomates 137

Délicieuse salade de crabe 139

Salade d'orzo au poulet 142

Salade de flétan et de pêche 145

Salade de betteraves et fromage bleu 147

Salade verte à l'italienne 150

Salade de brocoli aux canneberges 152

Délicieuse salade Marconi 154

Salade de pommes de terre et bacon 156

Salade de Roquefort 158

Salade de thon 161

Salade de pâtes antipasti 163

Salade de poulet aux pâtes au sésame 166

Salade de pommes de terre traditionnelle 168

Taboulé 170

Salade Surgelée 172

Salade de fraises et feta 174

Salade de concombre rafraîchissante 176

Salade colorée 178

Salade de pois chiches 180

Salade acidulée d'avocat et de concombre 182

Salade de basilic, feta et tomates 184

Salade de pâtes et épinards 186

Orzo au basilic et aux tomates séchées 188

Salade de poulet crémeuse 190

Défi rafraîchissant au gramme vert et au yaourt 192

Salade d'avocat et de roquette garnie de feta émiettée 194

Salade de gramme vert germé 196

Salade de pois chiches santé 198

Salade de bacon et de pois avec vinaigrette ranch 200

Salade d'asperges croustillantes 202

Délicieuse salade de poulet 204

Salade saine de légumes et de nouilles soba 207

Salade de laitue et de cresson avec vinaigrette aux anchois 210

Salade jaune simple 213

Salade d'agrumes et de basilic 215

Salade de bretzels simple 217

Sammies de salade Satay au poulet plus saines et saines

Ingrédients

1 ½ poids vif volaille coupe mince divers aliments, escalopes

2 cuillères à soupe. huile végétale

Planification du gril, recommandée : BBQ grill Mates Montreal Meal

Assaisonnement de McCormick ou sodium brut et poivre

3 cuillères à soupe bombées. gros beurre de cacahuète

3 c. épices de soja noir

1/4 tasse de jus de fruits

2 c. épices piquantes

1 citron

1/4 concombre sans pépins, coupé en bâtonnets

1 tasse de carottes coupées en petits morceaux

2 tasses de feuilles de laitue coupées

4 petits pains croustillants, keisers ou haut-parleurs, divisés

Méthode

Faites chauffer une poêle à barbecue ou un grand emballage antiadhésif. Couvrir la volaille dans l'huile et le plan de cuisson BBQ et cuire 3 minutes de chaque côté en 2 fournées.

Placer le beurre de cacahuète dans un plat allant au micro-ondes et ramollir au micro-ondes à puissance élevée pendant environ 20 secondes. Mélanger le soja, le jus de fruit, les épices piquantes et le jus de citron dans le beurre de cacahuète. Jeter la volaille aux épices satay. Mélanger les légumes frais coupés. Déposer 1/4 des légumes frais sur le pain de mie et garnir d'1/4 du mélange de volaille Satay. Réglez les chignons et offrez-les ou emballez-les pour le voyage.

Apprécier!

Salade de poulet de Cléopâtre

Ingrédients

1 ½ blanc de poulet

2 cuillères à soupe. Huile d'olive vierge extra

1/4 c. flocons rouges broyés

4 gousses d'ail écrasées

1/2 tasse de vin blanc sec

1/2 orange, jus

Une poignée de persil plat émincé

Sodium grossier et poivre noir

Méthode

Faites chauffer un grand paquet antiadhésif sur la cuisinière. Ajouter l'huile d'olive extra-vierge et faire chauffer. Ajouter le boost écrasé, les gousses d'ail écrasées et les poitrines de poulet. Faire sauter les poitrines de poulet jusqu'à ce qu'elles soient soigneusement dorées de tous les côtés, pendant environ 5 à 6 minutes. Laissez le liquide cuire et les tendres cuire environ 3 à 4 minutes de plus, puis retirez la casserole du feu. Presser le jus de lime fraîchement pressé sur la volaille et servir avec du persil et du sel selon le goût. Sers immédiatement.

Apprécier!

Salade thaï-vietnamienne

Ingrédients

3 laitues latines, hachées

2 tasses de plants de légumes frais, n'importe quelle variété

1 tasse de daikon ou de radis rouges parfaitement tranchés

2 tasses de pois

8 oignons verts, tranchés en biais

½ concombre sans pépins, coupé en 1/2 dans le sens de la longueur

1 pinte de tomates raisins jaunes ou rouges

1 oignon rouge, coupé en quatre et très parfaitement tranché

1 sélection d'excellents résultats frais, parés

1 sélection de basilic frais, paré

2 paquets de 2 onces de noix tranchées, trouvés dans l'allée de cuisson

8 pains grillés aux amandes ou pains grillés à l'anisette, coupés en morceaux de 1 pouce

1/4 tasse de sauce soja noire tamari

2 cuillères à soupe. huile végétale

4 à 8 escalopes de volaille fines selon la taille

Sel et poivre noir du sol frais

1 livre de mahi mahi

1 citron vert mûr

Méthode

Mélangez tous les ingrédients dans un grand saladier et servez frais.

Apprécier!

Salade Cobb de Noël

Ingrédients

Aérosol de préparation alimentaire antiadhésif

2 cuillères à soupe. sirop de noix

2 cuillères à soupe. sucre brunâtre

2 cuillères à soupe. Cidre

1 lb de farine de jambon, entièrement prête, gros dés

½ lb de céréales de nœud papillon, cuites

3 c. beaux cornichons tranchés

Laitue Bibb

½ tasse d'oignon rouge tranché

1 tasse de Gouda en petits dés

3 c. feuilles de persil frais tranchées

Vinaigrette, la formule suit

Haricots biologiques marinés :

1 lb de petits pois, diminuer, coupés en trois

1 c. ail en tranches

1 c. flocons de boost rouges

2 c. Huile d'olive vierge extra

1 c. vinaigre blanc

Pincée de sel

Poivre noir

Méthode

Préchauffez le poêle à 350 degrés F. Appliquez un aérosol de cuisson antiadhésif sur un plat allant au four. Dans un plat de taille moyenne, mélanger le sirop de noix, le glucose brunâtre et le cidre de pomme. Ajouter le jambon et bien mélanger. Mettez le mélange de jambon sur le plat de cuisson et faites cuire jusqu'à ce qu'il soit bien chaud et que le jambon développe une couleur, environ 20 à 25 minutes. Retirer du four et réserver.

Ajouter les céréales, les cornichons et le persil dans le plat avec la vinaigrette et remuer pour couvrir. Tapisser un grand plat à offrandes de laitue Bibb et ajouter le grain. Organisez l'oignon rouge, le Gouda, les pois marinés et le jambon prêt en rangées sur le dessus du grain. Servir.

Apprécier!

Salade de pommes de terre vertes

Ingrédients

7 à 8 oignons verts, nettoyés, séchés et coupés en morceaux, parties vertes et blanches

1 petite sélection de ciboulette, tranchée

1 c. Sel casher

Poivre blanc fraîchement moulu

2 cuillères à soupe. eau

8 cuillères à soupe. Huile d'olive vierge extra

2 céleri bliss rouge de poids corporel, lavés

3 feuilles de laurier

6 cuillères à soupe. vinaigre noir

2 échalotes, pelées, coupées en quatre sur la longueur, tranchées finement

2 cuillères à soupe. moutarde de Dijon onctueuse

1 cuillère à soupe. câpres tranchées

1 c. câpres liquide

1 petit bouquet d'estragon, haché

Méthode

Dans un mélangeur, mélanger les oignons verts et la ciboulette. Assaisonner de sel selon le goût. Ajouter de l'eau et mélanger. Versez 5 cuillères à soupe. de l'huile d'olive extra vierge par le haut du mélangeur lentement et mélanger jusqu'à consistance lisse. Porter le céleri à ébullition dans une casserole d'eau et réduire le feu et laisser mijoter. Assaisonnez l'eau d'une pointe de sel et ajoutez les feuilles de laurier. Faites mijoter le céleri jusqu'à ce qu'il soit tendre lorsqu'on le pique avec la pointe d'une lame, environ 20 minutes.

Dans un plat assez grand pour contenir le céleri, mélanger le vinaigre noir, les échalotes, la moutarde, les câpres et l'estragon. Incorporer le reste d'huile d'olive extra vierge. Égouttez le céleri et jetez les feuilles de laurier.

Déposez le céleri dans le plat et écrasez-le délicatement avec les dents d'une fourchette. Assaisonner soigneusement avec du boost et du sodium et bien mélanger. Terminez en ajoutant le mélange d'oignons verts et d'huile d'olive extra vierge. Bien mélanger. Garder au chaud à 70 degrés jusqu'au moment de servir.

Apprécier!

Salade de maïs brûlé

Ingrédients

3 épis de maïs doux

1/2 tasse d'oignons tranchés

1/2 tasse de poivron tranché

1/2 tasse de tomates tranchées

Sel, au goût

Pour la vinaigrette

2 cuillères à soupe. Huile d'olive

2 cuillères à soupe. Jus de citron

2 c. Poudre de chili

Méthode

Les épis de maïs doivent être rôtis à feu moyen jusqu'à ce qu'ils soient légèrement brûlés. Après torréfaction, les grains des épis de maïs sont à retirer à l'aide d'un couteau. Maintenant, prenez un bol et mélangez les noyaux, les oignons hachés, le poivron et les tomates avec du sel, puis gardez le bol de côté. Préparez maintenant la vinaigrette de la salade en mélangeant l'huile d'olive, le jus de citron et la poudre de piment puis mettez-la au frais. Avant de servir, versez la vinaigrette sur la salade puis servez.

Apprécier!

Salade de chou et raisin

Ingrédients

2 choux, râpés

2 tasses de raisins verts coupés en deux

1/2 tasse de coriandre finement hachée

2 piments verts, hachés

Huile d'olive

2 cuillères à soupe. Jus de citron

2 c. Sucre glace

Sel et poivre au goût

Méthode

Pour préparer la vinaigrette, prenez l'huile d'olive, le jus de citron avec le sucre, le sel et le poivre dans un bol et mélangez-les bien, puis mettez-les au réfrigérateur. Maintenant, prenez le reste des ingrédients dans un autre bol, mélangez bien et gardez-le de côté. Avant de servir la salade, ajoutez la vinaigrette réfrigérée et mélangez délicatement.

Apprécier!

Salade d'agrumes

Ingrédients

1 tasse de pâtes de blé entier, cuites

1/2 tasse de poivron tranché

1/2 tasse de carottes, blanchies et hachées

1 oignon vert, râpé

1/2 tasse d'oranges, coupées en quartiers

1/2 tasse de segments de citron vert doux

1 tasse de germes de soja

1 tasse de caillé, faible en gras

2-3 c. de feuilles de menthe

1 c. Moutarde en poudre

2 cuillères à soupe. Sucre en poudre

Sel, au goût

Méthode

Pour préparer la vinaigrette, ajoutez le lait caillé, les feuilles de menthe, la poudre de moutarde, le sucre et le sel dans un bol et mélangez bien jusqu'à ce que le sucre se dissolve. Mélanger le reste des ingrédients dans un autre bol puis réserver pour le repos. Avant de servir, ajouter la vinaigrette à la salade et servir frais.

Apprécier!

Salade de fruits et laitue

Ingrédients

2-3 feuilles de laitue déchirées en morceaux

1 papaye, hachée

½ tasse de raisins

2 oranges

½ tasse de fraises

1 pastèque

2 cuillères à soupe. Jus de citron

1 cuillère à soupe. Chéri

1 c. Flocons de piment rouge

Méthode

Prenez le jus de citron, le miel et les flocons de piment dans un bol et mélangez bien puis réservez. Maintenant, prenez le reste des ingrédients dans un autre bol et mélangez bien. Avant de servir, ajouter la vinaigrette à la salade et servir immédiatement.

Apprécier!

Salade de pommes et laitue

Ingrédients

1/2 tasse de purée de melon brodé

1 c. Graines de cumin, grillées

1 c. Coriandre

Sel et poivre au goût

2-3 laitue déchirée en morceaux

1 Chou, râpé

1 Carotte, râpée

1 Poivron, coupé en cubes

2 cuillères à soupe. Jus de citron

½ tasse de raisins, hachés

2 pommes, hachées

2 oignons verts, hachés

Méthode

Prenez les choux, la laitue, les carottes râpées et le poivron dans une casserole et couvrez-les d'eau froide et amenez-les à ébullition et faites-les cuire jusqu'à ce qu'ils soient cuits croustillants, cela peut prendre jusqu'à 30 minutes. Maintenant, égouttez-les et nouez-les dans un torchon et mettez-les au réfrigérateur. Maintenant, les pommes doivent être prises avec le jus de citron dans un bol et réfrigérer. Maintenant, prenez le reste des ingrédients dans un bol et mélangez-les correctement. Servir la salade immédiatement.

Apprécier!

Salade de haricots et poivrons

Ingrédients

1 tasse de haricots rouges, bouillis

1 tasse de pois chiches, trempés et bouillis

Huile d'olive

2 oignons, hachés

1 c. Coriandre, hachée

1 Poivron

2 cuillères à soupe. Jus de citron

1 c. Poudre de chili

Sel

Méthode

Les poivrons sont à piquer à la fourchette puis à les badigeonner d'huile puis à les faire rôtir à feu doux. Plongez maintenant les poivrons dans de l'eau froide puis retirez la peau brûlée puis coupez-les en tranches. Mélangez le reste des ingrédients avec le poivron puis mélangez bien. Avant de le servir, laissez-le refroidir pendant une heure ou plus.

Apprécier!!

Salade de carottes et dattes

Ingrédients

1 ½ tasse de carotte, râpée

1 tête de laitue

2 cuillères à soupe. d'amandes grillées et hachées

Vinaigrette miel et citron

Méthode

Prenez les carottes râpées dans une casserole d'eau froide et gardez-la pendant environ 10 minutes, puis égouttez-la. Maintenant, la même chose doit être répétée avec la tête de laitue. Maintenant, prenez les carottes et la laitue avec d'autres ingrédients dans un bol et réfrigérez-le avant de servir. Servir la salade en saupoudrant les amandes grillées et hachées dessus.

Apprécier!!

Vinaigrette crémeuse au poivre pour salade

Ingrédients

2 tasses de mayonnaise

1/2 tasse de lait

Eau

2 cuillères à soupe. Vinaigre de cidre

2 cuillères à soupe. Jus de citron

2 cuillères à soupe. parmesan

Sel

Un trait de sauce piquante

Un trait de sauce Worcestershire

Méthode

Prenez un bol de grande taille, rassemblez tous les ingrédients et mélangez-les bien, de sorte qu'aucun grumeau ne se trouve. Lorsque le mélange obtient la texture crémeuse désirée, versez-le dans votre salade de fruits et légumes frais, puis la salade avec la vinaigrette est prête à être servie. Cette vinaigrette crémeuse et acidulée au poivre est non seulement bien servie avec des salades mais peut également être servie avec du poulet, des hamburgers et des sandwichs.

Apprécier!

salade hawaienne

Ingrédients

Pour la vinaigrette à l'orange

Une cuillère à soupe. de maïzena

Environ une tasse de courge orange

1/2 tasse de jus d'orange

Poudre de cannelle

Pour la salade

5-6 feuilles de laitue

1 Ananas, coupé en cubes

2 bananes, coupées en morceaux

1 concombre, coupé en cubes

2 Tomates

2 oranges, coupées en quartiers

4 dattes noires

Sel, au goût

Méthode

Pour préparer la vinaigrette, prenez un bol et mélangez la maïzena dans le jus d'orange puis ajoutez la courge orange dans le bol et faites cuire jusqu'à ce que la texture de la vinaigrette épaississe. Ensuite, la poudre de cannelle et la poudre de chili doivent être ajoutées au bol, puis réfrigérer pendant quelques heures. Préparez ensuite la salade, prenez les feuilles de laitue dans un bol et recouvrez-le d'eau pendant environ 15 minutes. Maintenant, les tomates en tranches doivent être prises dans un bol avec les morceaux d'ananas, la pomme, la banane, le concombre et les segments d'oranges avec du sel au goût et bien mélanger. Maintenant, ajoutez-le aux feuilles de laitue, puis versez la vinaigrette réfrigérée sur la salade, avant de servir.

Apprécier!!

Salade de maïs brûlé

Ingrédients

Un paquet d'épis de maïs doux

1/2 tasse d'oignons tranchés

1/2 tasse de poivron tranché

1/2 tasse de tomates tranchées

Sel, au goût

Pour la vinaigrette

Huile d'olive

Jus de citron

Poudre de chili

Méthode

Les épis de maïs doivent être rôtis à feu moyen jusqu'à ce qu'ils soient légèrement brûlés, après les avoir rôtis, les grains des épis de maïs doivent être retirés à l'aide d'un couteau. Maintenant, prenez un bol et mélangez les noyaux, les oignons hachés, le poivron et les tomates avec du sel, puis gardez le bol de côté. Préparez maintenant la vinaigrette de la salade en mélangeant l'huile d'olive, le jus de citron et la poudre de piment puis mettez-la au frais. Avant de servir, versez la vinaigrette sur la salade puis servez.

Apprécier!

Salade de chou et raisin

Ingrédients

1 tête de chou, râpée

Environ 2 tasses de raisins verts coupés en deux

1/2 tasse de coriandre finement hachée

3 piments verts, hachés

Huile d'olive

Jus de citron, au goût

Sucre glace, au goût

Sel et poivre au goût

Méthode

Pour préparer la vinaigrette, prenez l'huile d'olive, le jus de citron avec le sucre, le sel et le poivre dans un bol et mélangez-les bien, puis mettez-les au réfrigérateur. Maintenant, prenez le reste des ingrédients dans un autre bol et gardez-le de côté. Avant de servir la salade, ajoutez la vinaigrette réfrigérée et mélangez délicatement.

Apprécier!!

Salade d'agrumes

Ingrédients

Environ une tasse de pâtes de blé entier, cuites

1/2 tasse de poivron tranché

1/2 tasse de carottes, blanchies et hachées

Oignon de printemps. Déchiqueté

1/2 tasse d'oranges, coupées en quartiers

1/2 tasse de segments de citron vert doux

Une tasse de germes de soja

Environ une tasse de caillé, faible en gras

2-3 c. de feuilles de menthe

Poudre de moutarde, au goût

Sucre en poudre, au goût

Sel

Méthode

Pour préparer la vinaigrette, ajoutez le caillé, les feuilles de menthe, la poudre de moutarde, le sucre et le sel dans un bol et mélangez bien. Maintenant, mélangez le reste des ingrédients dans un autre bol, puis gardez-le de côté pour se reposer. Avant de servir, ajouter la vinaigrette à la salade et servir frais.

Apprécier!!

Salade de fruits et laitue

Ingrédients

4 feuilles de laitue déchirées en morceaux

1 papaye, hachée

1 tasse de raisins

2 oranges

1 tasse de fraises

1 pastèque

½ tasse de jus de citron

1 c. Chéri

1 c. Flocons de piment rouge

Méthode

Prenez le jus de citron, le miel et les flocons de piment dans un bol et mélangez bien puis réservez. Maintenant, prenez le reste des ingrédients dans un autre bol et mélangez bien. Avant de servir, ajouter la vinaigrette à la salade.

Apprécier!

Salade de poulet au cari

Ingrédients

2 Poitrines de poulet désossées et sans peau, cuites et coupées en deux

3 - 4 Branches de céleri, hachées

1/2 tasse de mayonnaise, faible en gras

2-3 c. de curry en poudre

Méthode

Prenez les poitrines de poulet désossées et sans peau cuites avec le reste des ingrédients, le céleri, la mayonnaise faible en gras, la poudre de curry dans des bols de taille moyenne et mélangez-les correctement. Ainsi, cette recette délicieuse et facile est prête à être servie. Cette salade peut être utilisée comme farce de sandwich avec de la laitue sur le pain.

Apprécier!!

Salade d'épinards aux fraises

Ingrédients

2 c. graines de sésame

2 c. Graines de coquelicot

2 c. sucre blanc

Huile d'olive

2 c. Paprika

2 c. vinaigre blanc

2 c. sauce Worcestershire

Oignon émincé

Épinards, rincés et déchirés en morceaux

Un litre de fraises coupées en morceaux

Moins d'une tasse d'amandes, argentées et blanchies

Méthode

Prenez un bol de taille moyenne; mélanger les graines de pavot, les graines de sésame, le sucre, l'huile d'olive, le vinaigre et le paprika avec la sauce Worcestershire et l'oignon. Mélangez-les correctement et couvrez-le, puis congelez-le au moins pendant une heure. Prenez un autre bol et mélangez les épinards, les fraises et les amandes, puis versez-y le mélange d'herbes, puis réfrigérez la salade avant de servir pendant au moins 15 minutes.

Apprécier!

Salade de chou sucrée du restaurant

Ingrédients

Un sac de 16 onces de mélange de salade de chou

1 oignon, coupé en dés

Moins d'une tasse de vinaigrette crémeuse

Huile végétale

1/2 tasse de sucre blanc

Sel

Graines de coquelicot

vinaigre blanc

Méthode

Prenez un bol de grande taille; mélanger le mélange de salade de chou et les oignons ensemble. Maintenant, prenez un autre bol et mélangez la vinaigrette, l'huile végétale, le vinaigre, le sucre, le sel et les graines de pavot. Après les avoir bien mélangés, ajouter le mélange au mélange de salade de chou et bien enrober. Avant de servir la délicieuse salade, réfrigérez-la pendant au moins une heure ou deux.

Apprécier!

Salade de macaronis classique

Ingrédients

4 tasses de macaronis coudés, non cuits

1 tasse de mayonnaise

Moins d'une tasse de vinaigre blanc distillé

1 tasse de sucre blanc

1 c. Moutarde jaune

Sel

Poivre noir, moulu

Un gros oignon finement haché

Environ une tasse de carottes, râpées

2-3 branches de céleri

2 piments Pimento, hachés

Méthode

Prenez une grande casserole et mettez-y de l'eau salée et portez à ébullition, ajoutez-y les macaronis et faites-les cuire et laissez-les refroidir pendant environ 10 minutes, puis égouttez-les. Maintenant, prenez un bol de grande taille et ajoutez le vinaigre, la mayonnaise, le sucre, le vinaigre, les moutardes, le sel et le poivre et mélangez bien. Lorsqu'ils sont bien mélangés, ajouter le céleri, les poivrons verts, les piments, les carottes et les macaronis et bien mélanger à nouveau. Une fois tous les ingrédients bien mélangés, laissez-le au réfrigérateur pendant au moins 4 à 5 heures avant de servir la délicieuse salade.

Apprécier!

Salade de poires au roquefort

Ingrédients

Laitue, déchirée en morceaux

Environ 3-4 poires, pelées et hachées

Une boîte de Roquefort râpé ou émietté

Oignons verts, tranchés

Environ une tasse de sucre blanc

1/2 boîte de noix de pécan

Huile d'olive

2 c. Vinaigre de vin rouge

Moutarde, au goût

Une gousse d'ail

Sel et poivre noir, au goût

Méthode

Prenez une casserole et faites chauffer l'huile à feu moyen, puis remuez le sucre avec les noix de pécan et continuez à remuer jusqu'à ce que le sucre soit fondu et que les noix de pécan soient caramélisées, puis laissez-les refroidir. Maintenant, prenez un autre bol et ajoutez l'huile, le vinaigre, le sucre, la moutarde, l'ail, le sel et le poivre noir et mélangez bien. Mélangez maintenant la laitue, les poires et le fromage bleu, l'avocat et les oignons verts dans un bol, puis ajoutez-y le mélange de vinaigrette, puis saupoudrez les noix de pécan caramélisées et servez.

Apprécier!!

La salade de thon de Barbie

Ingrédients

Une boîte de thon blanc

½ tasse de mayonnaise

Une cuillère à soupe. de fromage façon parmesan

Cornichon sucré, au goût

Flocons d'oignon, au goût

Curry en poudre, au goût

Persil séché, au goût

Aneth, séché, au goût

Poudre d'ail, au goût

Méthode

Prenez un bol et ajoutez-y tous les ingrédients et mélangez bien. Avant de servir, laissez-les refroidir pendant une heure.

Apprécier!!

Salade de poulet des fêtes

Ingrédients

1 livre de viande de poulet, cuite

Une tasse de mayonnaise

Une c. de paprika

Environ deux tasses de canneberges séchées

2 oignons verts, hachés finement

2 Poivrons verts, émincés

Une tasse de noix de pécan, hachées

Sel et poivre noir, au goût

Méthode

Prenez un bol de taille moyenne, mélangez la mayonnaise, le paprika, puis assaisonnez-les au goût et ajoutez du sel si nécessaire. Maintenant, prenez les canneberges, le céleri, les poivrons, les oignons et les noix et mélangez bien. Maintenant, le poulet cuit doit être ajouté, puis bien mélanger à nouveau. Assaisonnez-les à votre goût puis, si nécessaire, ajoutez-y du poivre noir moulu. Avant de servir, laissez refroidir au moins une heure.

Apprécier!!

Salade mexicaine de haricots

Ingrédients

Une boîte de haricots noirs

Une boîte de haricots rouges

Une boîte de haricots cannellini

2 Poivrons verts, hachés

2 Poivrons rouges

Un paquet de grains de maïs surgelés

1 oignon rouge, haché finement

Huile d'olive

1 cuillère à soupe. Vinaigre de vin rouge

½ tasse de jus de citron

Sel

1 Ail, écrasé

1 cuillère à soupe. Coriandre

1 c. Cumin moulu

Poivre noir

1 c. Sauce au poivre

1 c. Poudre de chili

Méthode

Prenez un bol et mélangez les haricots, les poivrons, le maïs surgelé et les oignons rouges. Maintenant, prenez un autre bol de petite taille, mélangez l'huile, le vinaigre de vin rouge, le jus de citron, la coriandre, le cumin, le poivre noir, puis assaisonnez au goût et ajoutez la sauce piquante avec la poudre de chili. Versez-y le mélange de vinaigrette et mélangez bien. Avant de servir, laissez-les refroidir pendant environ une heure ou deux.

Apprécier!!

Salade de pâtes ranch au bacon

Ingrédients

Une boîte de pâtes rotini tricolores non cuites

9-10 tranches de bacon

Une tasse de mayonnaise

Mélange de vinaigrette

1 c. Poudre d'ail

1 c. Poivre à l'ail

1/2 tasse de lait

1 tomate, hachée

Une boîte d'olives noires

Une tasse de fromage cheddar, râpé

Méthode

Prenez de l'eau salée dans une casserole et portez à ébullition. Y faire cuire les pâtes jusqu'à ce qu'elles ramollissent pendant environ 8 minutes. Maintenant, prenez une casserole et faites chauffer l'huile dans une poêle et faites-y cuire les lardons et quand ils sont cuits, égouttez-les puis hachez-les. Prenez un autre bol et ajoutez-y les ingrédients restants, puis ajoutez-le avec les pâtes et les lardons. Servir lorsqu'il est bien mélangé.

Apprécier!!

Salade de pommes de terre à peau rouge

Ingrédients

4 pommes de terre nouvelles rouges, nettoyées et frottées

2 oeufs

Une livre de bacon

Oignon, haché finement

Une branche de céleri, hachée

Environ 2 tasses de mayonnaise

Sel et poivre au goût

Méthode

Prenez de l'eau salée dans une casserole et portez-la à ébullition, puis ajoutez les pommes de terre nouvelles dans la casserole et faites-les cuire pendant environ 15 minutes, jusqu'à ce qu'elles soient tendres. Puis égouttez les pommes de terre et laissez-les refroidir. Maintenant, mettez les œufs dans une casserole et couvrez-la d'eau froide, puis portez l'eau à ébullition, puis retirez la casserole du feu et gardez-la de côté. Faites maintenant cuire les lardons, égouttez-les et mettez-les de côté. Maintenant, ajoutez les ingrédients avec les pommes de terre et le bacon et mélangez bien. Refroidissez-le et servez.

Apprécier!!

Salade de haricots noirs et couscous

Ingrédients

Une tasse de couscous, non cuit

Environ deux tasses de bouillon de poulet

Huile d'olive

2-3 c. Jus de citron vert

2-3 c. Vinaigre de vin rouge

Cumin

2 oignons verts, hachés

1 poivron rouge, haché

Coriandre, fraîchement hachée

Une tasse de grains de maïs congelés

Deux boîtes de haricots noirs

Sel et poivre au goût

Méthode

Faites bouillir le bouillon de poulet puis remuez le couscous, et faites-le cuire en couvrant la casserole puis laissez de côté. Mélangez maintenant l'huile d'olive, le jus de citron vert, le vinaigre et le cumin, puis ajoutez les oignons, le poivre, la coriandre, le maïs, les haricots et enrobez-les. Maintenant, mélangez tous les ingrédients ensemble, puis avant de servir, laissez refroidir pendant quelques heures.

Apprécier!!

Salade de poulet grecque

Ingrédients

2 tasses de viande de poulet, cuite

1/2 tasse de carottes, tranchées

1/2 tasse de concombre

Environ une tasse d'olives noires, hachées

Environ une tasse de fromage feta, râpé ou émietté

Vinaigrette à l'italienne

Méthode

Prenez un bol de grande taille, prenez le poulet cuit, les carottes, le concombre, les olives et le fromage et mélangez bien. Maintenant, ajoutez-y le mélange de vinaigrette et mélangez bien à nouveau. Réfrigérez maintenant le bol, en le couvrant. Servir frais.

Apprécier!!

Salade de poulet fantaisie

Ingrédients

½ tasse de mayonnaise

2 cuillères à soupe. Vinaigre de cidre

1 Ail, émincé

1 c. Aneth frais, haché finement

Une livre de poitrines de poulet cuites sans peau et désossées

½ tasse de fromage Feta, râpé

1 Poivron rouge

Méthode

La mayonnaise, le vinaigre, l'ail et l'aneth doivent être bien mélangés et doivent être réfrigérés pendant au moins 6-7 heures ou toute la nuit. Maintenant, le poulet, les poivrons et le fromage doivent être mélangés avec, puis laissez-le refroidir pendant quelques heures, puis servez la recette saine et délicieuse de la salade.

Apprécier!!

Salade de poulet au curry fruité

Ingrédients

4-5 poitrines de poulet, cuites

Une branche de céleri, hachée

Oignons verts

Environ une tasse de raisins secs dorés

Pomme, pelée et tranchée

Noix de pécan, grillées

Raisins verts, épépinés et coupés en deux

poudre de curry

Une tasse de mayonnaise faible en gras

Méthode

Prenez un bol de grande taille et prenez tous les ingrédients, comme celui du céleri, des oignons, des raisins secs, des pommes tranchées, des pacanes grillées, des raisins verts sans pépins avec de la poudre de curry et de la mayonnaise et mélangez-les bien. Lorsqu'ils sont bien combinés les uns avec les autres, laissez-les reposer quelques minutes, puis servez la délicieuse et saine salade de poulet.

Apprécier!!

Merveilleuse salade de poulet au curry

Ingrédients

Environ 4-5 poitrines de poulet sans peau et désossées, coupées en deux

Une tasse de mayonnaise

Environ une tasse de chutney

Une c. de curry en poudre

Environ une cuillère à café. de poivre

Noix de pécan, environ une tasse, hachées

Une tasse de raisins, épépinés et coupés en deux

1/2 tasse d'oignons, hachés finement

Méthode

Prenez une grande casserole, faites-y cuire les poitrines de poulet pendant environ 10 minutes et une fois cuites, déchirez-les en morceaux à l'aide d'une fourchette. Puis égouttez-les et laissez refroidir. Maintenant, prenez un autre bol et ajoutez la mayonnaise, le chutney, la poudre de curry et le poivre, puis mélangez. Incorporez ensuite les poitrines de poulet cuites et déchirées dans le mélange, puis versez-y les noix de pécan, la poudre de curry et le poivre. Avant de servir, réfrigérer la salade pendant quelques heures. Cette salade est un choix idéal pour les hamburgers et les sandwichs.

Apprécier!

Salade de carottes épicée

Ingrédients

2 carottes, hachées

1 Ail, émincé

Environ une tasse d'eau2-3 c. Jus de citron

Huile d'olive

Sel, au goût

Poivre à goûter

flocons de piment rouge

Persil, frais et haché

Méthode

Portez les carottes au micro-ondes et faites-les cuire quelques minutes avec l'ail haché et l'eau. Sortez-le du micro-ondes, lorsque la carotte est cuite et ramollie. Puis égouttez les carottes et mettez-les de côté. Maintenant, le jus de citron, l'huile d'olive, les flocons de piment, le sel et le persil doivent être ajoutés au bol de carottes et bien mélanger. Laissez-le refroidir pendant quelques heures, puis la délicieuse salade épicée est prête à être servie.

Apprécier!!

Salade de pommes à l'asiatique

Ingrédients

2-3 c. Vinaigre de riz 2-3 c. Jus de citron vert

Sel, au goût

Sucre

1 c. Sauce poisson

1 jicama en julienne

1 pomme, hachée

2 oignons verts, hachés finement

menthe

Méthode

Le vinaigre de riz, le sel, le sucre, le jus de citron vert et la sauce de poisson doivent être mélangés correctement dans un bol de taille moyenne. Lorsqu'ils sont bien mélangés, les jicamas en julienne doivent être mélangés avec les pommes hachées dans le bol et bien mélanger. Ensuite, les côtelettes d'oignons verts et la menthe doivent être ajoutées et mélangées. Avant de servir la salade avec votre sandwich ou votre burger, laissez-la refroidir un moment.

Apprécier!!

Salade de courge et orzo

Ingrédients

1 courgette

2 oignons verts, hachés

1 courge jaune

Huile d'olive

Une boîte d'orzo cuit

Aneth

Persil

½ tasse de fromage de chèvre, râpé

Poivre et sel, au goût

Méthode

Les courgettes, les oignons verts hachés avec la courge jaune sont à faire sauter dans l'huile d'olive à feu moyen. Ceux-ci doivent être cuits pendant quelques minutes jusqu'à ce qu'ils soient ramollis. Maintenant, transférez-les dans un bol et versez l'orzo cuit dans le bol, avec du persil, du fromage de chèvre râpé, de l'aneth, du sel et du poivre, puis mélangez à nouveau. Avant de servir le plat, laisser refroidir la salade pendant quelques heures.

Apprécier!!

Salade aux fruits de cresson

Ingrédients

1 pastèque, coupée en cubes

2 pêches, coupées en quartiers

1 botte de cresson

Huile d'olive

½ tasse de jus de citron

Sel, au goût

Poivre à goûter

Méthode

Les cubes de pastèque et les quartiers de pêches doivent être mélangés avec le cresson dans un bol de taille moyenne, puis saupoudrer l'huile d'olive dessus avec le jus de citron vert. Assaisonnez-les ensuite à votre goût et, si nécessaire, ajoutez le sel et le poivre, selon le goût. Lorsque tous les ingrédients sont facilement et correctement mélangés, gardez-le de côté ou il peut également être conservé au réfrigérateur pendant quelques heures, puis la salade de fruits délicieuse au goût, mais saine, est prête à être servie.

Apprécier!!

Salade César

Ingrédients

3 gousses d'ail, hachées

3 anchois

½ tasse de jus de citron

1 c. sauce Worcestershire

Huile d'olive

Un jaune d'oeuf

1 tête romaine

½ tasse de fromage style parmesan, râpé

Croûtons

Méthode

Les gousses d'ail hachées avec les anchois et le jus de citron doivent être réduites en purée, puis la sauce Worcestershire doit y être ajoutée avec le sel, le poivre et le jaune, puis mélanger à nouveau jusqu'à consistance lisse. Ce mélange doit être fait à l'aide d'un mélangeur sur un réglage lent, maintenant l'huile d'olive doit être ajoutée lentement et progressivement avec elle, puis la romaine doit y être jetée. Ensuite, le mélange doit être mis de côté pendant un certain temps. Servir la salade avec une garniture de parmesan et de croûtons.

Apprécier!!

Salade Poulet Mangue

Ingrédients

2 Poitrines de poulet, désossées, coupées en morceaux

mesclun verts

2 mangues, coupées en cubes

¼ tasse de jus de citron

1 c. Gingembre, râpé

2 c. Chéri

Huile d'olive

Méthode

Le jus de citron et le miel doivent être fouettés dans un bol, puis ajoutez-y le gingembre râpé et ajoutez-y également l'huile d'olive. Après avoir bien mélangé les ingrédients dans le bol, gardez-le de côté. Ensuite, le poulet doit être grillé, puis laissé refroidir, et après refroidissement, il déchire le poulet en cubes conviviaux. Ensuite, amenez le poulet dans le bol et mélangez-le bien avec les légumes verts et les mangues. Après avoir bien mélangé tous les ingrédients, gardez-le de côté pour refroidir puis servez la salade délicieuse et intéressante.

Apprécier!!

Salade d'oranges à la mozzarella

Ingrédients

2-3 oranges, coupées en tranches

Mozzarella

Feuilles de basilic frais, déchirées en morceaux

Huile d'olive

Sel, au goût

Poivre à goûter

Méthode

La mozzarella et les tranches d'orange sont à mélanger, avec les feuilles de basilic frais déchirées. Après les avoir bien mélangés, saupoudrer d'huile d'olive dessus le mélange et assaisonner au goût. Ensuite, si nécessaire, ajoutez du sel et du poivre, au goût. Avant de servir la salade, laissez-la refroidir pendant quelques heures car cela donnera à la salade les bonnes saveurs.

Apprécier!!

Salade aux trois haricots

Ingrédients

1/2 tasse de vinaigre de cidre

Environ une tasse de sucre

Une tasse d'huile végétale

Sel, au goût

½ tasse de haricots verts

½ tasse de haricots jaunes

½ tasse de haricots rouges

2 oignons rouges, hachés finement

Sel et poivre au goût

Feuilles de persil

Méthode

Le vinaigre de cidre avec l'huile végétale, le sucre et le sel sont à prendre dans une casserole et portez-les à ébullition, puis ajoutez-y les haricots avec les oignons rouges émincés puis faites mariner pendant au moins une heure. Au bout d'une heure, assaisonnez au goût de sel, salez et poivrez si nécessaire puis servez avec le persil frais.

Apprécier!!

Salade de tofu au miso

Ingrédients

1 c. Gingembre, haché finement

3-4 c. du miso

Eau

1 cuillère à soupe. de vinaigre de vin de riz

1 c. Sauce soja

1 c. Pâte au Chili

1/2 tasse d'huile d'arachide

Un bébé épinard, haché

½ tasse de tofu, coupé en morceaux

Méthode

Le gingembre haché doit être réduit en purée avec du miso, de l'eau, du vinaigre de vin de riz, de la sauce soja et de la pâte de piment. Ensuite, ce mélange doit être mélangé avec une demi-tasse d'huile d'arachide. Lorsqu'ils sont bien mélangés, ajoutez-y le tofu en cubes et les épinards hachés. Réfrigérer et servir.

Apprécier!!

Salade de radis japonais

Ingrédients

1 pastèque, coupée en tranches

1 radis, tranché

1 oignon vert

1 bouquet de jeunes pousses

Mirin

1 c. Vinaigre de vin de riz

1 c. Sauce soja

1 c. Gingembre, râpé

Sel

huile de sésame

Huile végétale

Méthode

Prenez la pastèque, le radis avec les oignons verts et le vert dans un bol et gardez-le de côté. Maintenant, prenez un autre bol, ajoutez le mirin, le vinaigre, le sel, le gingembre râpé, la sauce soja avec l'huile de sésame et l'huile végétale puis mélangez bien. Lorsque les ingrédients dans le bol sont bien mélangés, étalez ce mélange sur le bol de pastèques et de radis. Ainsi, la salade intéressante mais très délicieuse est prête à être servie.

Apprécier!!

Cobb du sud-ouest

Ingrédients

1 tasse de mayonnaise

1 tasse de babeurre

1 c. Sauce piquante Worcestershire

1 c. Coriandre

3 oignons verts

1 cuillère à soupe. zeste d'orange

1 Ail, émincé

1 tête romaine

1 avocat, coupé en dés

Jicama

½ tasse de fromage fort, râpé ou émietté

2 oranges, coupées en quartiers

Sel, au goût

Méthode

La mayonnaise et le babeurre doivent être réduits en purée avec la sauce piquante Worcestershire, les oignons verts, le zeste d'orange, la coriandre, l'ail haché et le sel. Maintenant, prenez un autre bol et mélangez la laitue romaine, les avocats et les jicamas avec les oranges et le fromage râpé. Versez maintenant la purée de babeurre sur le bol d'oranges et gardez-la de côté, avant de servir, afin que la saveur correcte de la salade soit obtenue.

Apprécier!!

Pâtes Caprese

Ingrédients

1 paquet Fusilli

1 tasse de mozzarella, coupée en dés

2 tomates, épépinées et hachées

Feuilles fraîches de basilic

¼ tasse de pignons de pin, grillés

1 Ail, émincé

Sel et poivre au goût

Méthode

Les fusilli sont à cuire selon les instructions puis à réserver au frais. Une fois refroidi, mélangez-le avec de la mozzarella, des tomates, des pignons de pin grillés, de l'ail haché et des feuilles de basilic et assaisonnez au goût, et ajoutez du sel et du poivre, si nécessaire, selon le goût. Gardez le mélange entier de la salade de côté pour refroidir et servez-le ensuite avec vos sandwichs ou hamburgers ou n'importe lequel de vos repas.

Apprécier!!

Salade de truite fumée

Ingrédients

2 cuillères à soupe. Vinaigre de cidre

Huile d'olive

2 échalotes, hachées

1 c. Raifort

1 c. Moutarde de Dijon

1 c. Chéri

Sel et poivre au goût

1 boîte de truite fumée, émiettée

2 pommes, coupées en tranches

2 betteraves, tranchées

Roquette

Méthode

Prenez un bol de grande taille et mélangez-y la truite fumée émiettée avec les pommes en julienne, les betteraves et la roquette, puis gardez le bol de côté. Maintenant, prenez un autre bol et mélangez le vinaigre de cidre, l'huile d'olive, le raifort, les échalotes hachées, le miel et la moutarde de Dijon puis assaisonnez le mélange au goût puis, si nécessaire, ajoutez du sel et du poivre, selon votre goût. Maintenant, prenez ce mélange et versez sur le bol de pommes en julienne et mélangez bien puis servez la salade.

Apprécier!!

Salade d'oeufs aux haricots

Ingrédients

1 tasse de haricots verts, blanchis

2 radis, tranchés

2 oeufs

Huile d'olive

Sel et poivre au goût

Méthode

Les œufs doivent être cuits à la blette dans un premier temps puis mélangés avec les haricots verts blanchis, les radis émincés. Mélangez-les bien, puis arrosez-les d'huile d'olive et salez et poivrez selon votre goût. Lorsque tous les ingrédients sont bien mélangés, gardez-les de côté et laissez-les refroidir. Lorsque le mélange est refroidi, la salade est prête à être servie.

Apprécier!!

Salade d'Ambrois

Ingrédients

1 tasse de lait de coco

2-3 tranches de zeste d'orange

Quelques gouttes d'essence de vanille

1 tasse de raisins, tranchés

2 mandarines, tranchées

2 pommes, coupées en tranches

1 noix de coco, râpée et grillée

10-12 noix, écrasées

Méthode

Prenez un bol de taille moyenne et mélangez le lait de coco, le zeste d'orange avec l'essence de vanille. Lorsqu'il est bien fouetté, ajouter la mandarine tranchée avec les pommes et les raisins tranchés. Après avoir bien mélangé tous les ingrédients, réfrigérez-le pendant une heure ou deux, avant de servir la délicieuse salade. Lorsque la salade est refroidie, servez-la avec un sandwich ou des hamburgers.

Apprécier!!

Salade de quartier

Ingrédients

Une tasse de mayonnaise

Une tasse de fromage bleu

1/2 tasse de babeurre

Une échalote

Zeste de citron

sauce Worcestershire

Feuilles fraîches de persil

Coins d'iceberg

1 Oeuf, dur

1 tasse de bacon, émietté

Sel et poivre au goût

Méthode

La mayonnaise avec le bleu, le babeurre, l'échalote, la sauce, le zeste de citron et le persil sont à réduire en purée. Après avoir fait la purée, assaisonnez-la à votre goût et, si nécessaire, ajoutez le sel et le poivre, selon le goût. Maintenant, prenez un autre bol et mélangez les quartiers d'iceberg dans le bol avec l'œuf mimosa, pour que l'œuf mimosa tache les œufs durs à travers la passoire. Versez maintenant la purée de mayonnaise sur le bol de quartiers et de mimosa, puis mélangez bien. La salade est à servir en étalant le lard frais dessus.

Apprécier!!

Salade de piment espagnol

Ingrédients

3 oignons verts

4-5 olives

2 piments

2 cuillères à soupe. Vinaigre de Xérès

1 tête Paprika, fumé

1 tête romaine

1 poignée d'amandes

Une gousse d'ail

Tranches de pain

Méthode

Les oignons verts doivent être grillés puis coupés en morceaux. Maintenant, prenez un autre bol et mélangez-y les pimientos et les olives avec les amandes, le paprika fumé, le vinaigre, la romaine et les oignons verts grillés et hachés. Bien mélanger les ingrédients du bol et le garder de côté. Maintenant, les tranches de pain doivent être grillées et une fois grillées, les gousses d'ail doivent être frottées sur les tranches, puis verser le mélange des pimientos sur les pains grillés.

Apprécier!!

Salade de mimosa

Ingrédients

2 Oeufs durs

½ tasse de beurre

1 tête de laitue

Vinaigre

Huile d'olive

Herbes, hachées

Méthode

Prenez un bol de taille moyenne et mélangez la laitue, le beurre avec le vinaigre, l'huile d'olive et les herbes hachées. Après avoir bien mélangé les ingrédients du bol, gardez le bol de côté pendant un moment. En attendant, le mimosa est à préparer. Pour préparer le mimosa, les œufs durs doivent d'abord être écalés, puis à l'aide d'une passoire, filtrer les œufs durs et ainsi l'œuf mimosa est prêt. Maintenant, cet œuf mimosa est à déposer sur le bol de salade, avant de servir la délicieuse salade de mimosa.

Apprécier!!

Waldorf classique

Ingrédients

1/2 tasse de mayonnaise

2-3 c. Crème aigre

2 ciboulette

2-3 c. Persil

1 Zeste et jus de citron

Sucre

2 pommes, hachées

1 branche de céleri, hachée

Noix

Méthode

Prenez un bol puis la mayonnaise, la crème sure est à fouetter avec la ciboulette, le zeste et le jus de citron, le persil, le poivre et le sucre. Lorsque les ingrédients dans le bol sont bien mélangés, gardez-le de côté. Maintenant, prenez un autre bol et mélangez-y les pommes, le céleri haché et les noix. Maintenant, prenez le mélange de mayonnaise et mélangez-le avec les pommes et le céleri. Bien mélanger tous les ingrédients, laisser reposer le bol pendant un moment puis servir la salade.

Apprécier!!

Salade de pois aux yeux noirs

Ingrédients

Jus de citron vert

1 Ail, émincé

1 c. Cumin moulu

Sel

Coriandre

Huile d'olive

1 tasse de pois aux yeux noirs

1 Jalapeno, haché ou écrasé

2 tomates, coupées en dés

2 oignons rouges, hachés finement

2 avocats

Méthode

Le jus de citron vert doit être fouetté avec l'ail, le cumin, la coriandre, le sel et l'huile d'olive. Lorsque tous ces ingrédients sont bien mélangés, mélangez ce mélange avec les jalapeños écrasés, les pois aux yeux noirs, les avocats et les oignons rouges finement hachés. Lorsque tous les ingrédients sont bien mélangés, laissez reposer la salade pendant quelques minutes, puis servez.

Apprécier!!

Salade de poulet garnie de prosciutto

Ingrédients

1 tranche de 1 once de pain au levain, coupée en cubes de 1/2 pouce

Aérosol de cuisson

1/4 c. basilic séché

1 pincée d'ail en poudre

1 ½ c. huile d'olive extra vierge, divisée

1 once de tranches très fines de prosciutto, hachées

1 cuillère à soupe. jus de citron frais

1/8 c. sel

1 paquet de 5 onces de roquette pour bébé

3/4 onces de fromage Asiago, râpé et divisé, environ 1/3 tasse

3 onces de poitrine de poulet rôtie sans peau et désossée, déchiquetée

1/2 tasse de tomates raisins, coupées en deux

Méthode

Gardez votre four préchauffé à 425 degrés F. Graissez légèrement une plaque à pâtisserie avec un aérosol de cuisson et placez les cubes de pain dessus en une seule couche. Saupoudrer la poudre d'ail et ajouter le basilic et bien mélanger. Glissez dans le four préchauffé et faites cuire pendant 10 minutes ou jusqu'à ce que le pain soit croustillant. Dans une grande poêle antiadhésive, ajouter un peu d'huile et faire revenir le prosciutto jusqu'à ce qu'il soit croustillant. Retirer de la poêle et égoutter. Mélanger le reste d'huile, le jus de citron et le sel dans un bol. Dans un grand bol, placer la roquette, la moitié du fromage et le mélange de jus et bien mélanger. Au moment de servir, garnir la salade avec le poulet, le prosciutto croustillant, les tomates, le reste du fromage et les croûtons, puis mélanger et servir.

Apprécier!

Délicieuse salade de roquette garnie de crevettes

Ingrédients

2 tasses de bébé roquette légèrement tassée

1/2 tasse de poivron rouge, coupé en julienne

1/4 tasse de carottes, coupées en julienne

1 1/2 c. huile d'olive extra vierge, divisée

1 c. romarin frais haché

1/4 c. piments rouges en poudre

1 gousse d'ail, tranchée finement

8 grosses crevettes décortiquées et déveinées

1 1/2 c. vinaigre balsamique blanc

Méthode

Dans un grand bol, mélanger la bébé roquette, le poivron rouge et les carottes. Dans une grande poêle, ajouter environ 1 c. d'huile et faites chauffer à feu moyen. Placer le poivre, l'ail et le romarin dans la poêle et cuire jusqu'à ce que l'ail ramollisse. Ajouter les crevettes et augmenter le feu. Cuire jusqu'à ce que les crevettes soient cuites. Mettre les crevettes dans un bol. Dans la poêle, ajoutez le reste d'huile et de vinaigre et faites chauffer jusqu'à ce qu'ils soient chauds. Verser ce mélange sur le mélange de roquette et remuer jusqu'à ce que la vinaigrette enrobe les légumes. Garnir la salade avec les crevettes et servir immédiatement.

Apprécier!

Salade Cobb aux Crevettes

Ingrédients

2 tranches de bacon coupé au centre

1/2 livre de grosses crevettes, décortiquées et déveinées

1/4 c. paprika

1/8 c. poivre noir

Aérosol de cuisson

1/8 c. sel, fin

1 1/4 c. jus de citron frais

3/4 c. Huile d'olive vierge extra

1/4 c. moutarde de Dijon entière

1/2 paquet de 10 onces de salade romaine

1 tasse de tomates cerises, coupées en quartiers

1/2 tasse de carottes râpées

1/2 tasse de maïs à grains entiers surgelé, décongelé

1/2 avocat mûr pelé, coupé en 4 quartiers

Méthode

Faire revenir le bacon dans une poêle jusqu'à ce qu'il soit croustillant. Couper dans le sens de la longueur. Nettoyez la poêle et vaporisez-la d'un aérosol de cuisson. Remettez la casserole sur la cuisinière et faites chauffer à feu moyen. Mélanger les crevettes avec du poivre et du paprika. Ajouter les crevettes dans la poêle et cuire jusqu'à ce qu'elles soient prêtes. Saupoudrez un peu de sel et mélangez bien. Dans un petit bol, mélanger le jus de citron, l'huile, le sel et la moutarde dans un bol. Mélanger la laitue, les crevettes, les tomates, la carotte, le maïs, l'avocat et le bacon dans un bol et arroser de vinaigrette dessus. Bien mélanger et servir immédiatement.

Apprécier!

Salade de melon et prosciutto

Ingrédients

1 1/2 tasse de melon miel en cubes de 1/2 po

1 1/2 tasses, 1/2 pouce de cantaloup en cubes

1 cuillère à soupe. menthe fraîche finement tranchée

1/2 c. jus de citron frais

1/8 c. poivre noir fraichement moulu

1 once de prosciutto tranché finement, coupé en fines lanières

1/4 tasse, 2 onces de fromage Parmigiano-Reggiano frais râpé

Poivre noir concassé, facultatif

Brins de menthe, facultatif

Méthode

Mélanger tous les ingrédients ensemble dans un grand bol à mélanger et bien mélanger jusqu'à ce qu'ils soient bien enrobés. Servir garni de quelques brins de poivre et de menthe. Sers immédiatement.

Apprécier!

Salade de maïs et de haricots blancs

Ingrédients

1 tête de scarole, coupée en quatre dans la longueur et rincée

Aérosol de cuisson

1 once de pancetta, hachée

1/2 courgette moyenne, coupée en quartiers et coupée en julienne

1/2 gousse d'ail, hachée

1/2 tasse de grains de maïs frais

1/4 tasse de persil plat frais haché

1/2 boîte de 15 onces de haricots blancs, rincés et égouttés

1 cuillère à soupe. Vinaigre de vin rouge

1/2 c. Huile d'olive vierge extra

1/4 c. poivre noir

Méthode

Cuire la scarole dans une grande poêle à feu moyen pendant 3 minutes ou jusqu'à ce qu'elle commence à flétrir sur les bords. Essuyez la poêle et enduisez-la d'un aérosol de cuisson. Chauffez-le à feu moyen-élevé et ajoutez-y la pancetta, les courgettes et l'ail et faites sauter jusqu'à ce qu'ils soient tendres. Ajouter le maïs et cuire encore une minute. Mélanger le mélange de maïs et la scarole dans un grand bol. Ajouter le persil et le vinaigre et bien mélanger. Ajouter le reste des ingrédients et bien mélanger. Servir.

Apprécier!

Salade de crevettes à la thaïlandaise

Ingrédients

2 onces de linguines non cuites

6 onces de crevettes moyennes décortiquées et déveinées

1/4 tasse de jus de citron vert frais

1/2 c. sucre

1/2 c. Sriracha, sauce chili piquante, telle que Huy Fong

1/2 c. sauce poisson

2 tasses de laitue romaine déchirée

3/4 tasse d'oignon rouge, tranché verticalement

1/8 tasse de carottes, coupées en julienne

1/4 tasse de feuilles de menthe fraîche hachées

1/8 tasse de coriandre fraîche hachée

3 c. noix de cajou rôties à sec hachées, non salées

Méthode

Préparez les pâtes selon les instructions sur le paquet. Lorsque les pâtes sont presque cuites, ajoutez les crevettes et laissez cuire 3 minutes. Égouttez et placez dans une passoire. Faites couler de l'eau froide dessus. Dans un bol, mélanger le jus de citron, le sucre, la Sriracha et la sauce de poisson. Mélanger jusqu'à ce que le sucre se dissolve. Ajouter tous les ingrédients sauf les noix de cajou. Bien remuer. Garnir de noix de cajou et servir immédiatement.

Apprécier!

Délicieuse salade avec vinaigrette épicée à l'ananas

Ingrédients

1/2 livre de poitrine de poulet désossée et sans peau

1/2 c. poudre de chili

1/4 c. sel

Aérosol de cuisson

3/4 tasse d'ananas frais en cubes de 1 pouce, environ 8 onces, divisé

1 cuillère à soupe. coriandre fraîche hachée

1 cuillère à soupe. jus d'orange frais

2 c. vinaigre de cidre de pomme

1/4 c. piment habanero haché

1/2 grosse gousse d'ail

1/8 tasse d'huile d'olive extra vierge

1/2 tasse de jicama, pelé et coupé en julienne

1/3 tasse de poivron rouge tranché finement

1/4 tasse d'oignon rouge finement tranché

1/2 paquet de 5 onces d'épinards frais, environ 4 tasses

Méthode

Piler le poulet à une épaisseur uniforme et saupoudrer de sel et de poudre de chili. Vaporisez un aérosol de cuisson sur le poulet et placez-le sur un gril préchauffé et faites cuire jusqu'à ce que le poulet soit prêt. Mettez de côté. Placer la moitié de l'ananas, le jus d'orange, la coriandre, le habanero, l'ail et le vinaigre dans un mélangeur et mélanger jusqu'à consistance lisse. Verser lentement l'huile d'olive et continuer à mélanger jusqu'à ce que le tout soit mélangé et épaissi. Mélanger les ingrédients restants dans un grand bol. Ajouter le poulet et bien mélanger. Verser la vinaigrette et mélanger jusqu'à ce que tous les ingrédients soient bien enrobés de vinaigrette. Sers immédiatement.

Apprécier!

Salade de poulet grillé et de roquette

Ingrédients

8 moitiés de poitrine de poulet sans peau et désossées de 6 onces

1/2 c. sel

1/2 c. poivre noir

Aérosol de cuisson

10 tasses de roquette

2 tasses de tomates cerises multicolores, coupées en deux

1/2 tasse d'oignon rouge finement tranché

1/2 tasse de vinaigrette huile d'olive et vinaigre, divisée

20 olives Kalamata dénoyautées, hachées

1 tasse de fromage de chèvre émietté

Méthode

Assaisonner la poitrine de poulet avec du sel et du poivre. Vaporisez une poêle à griller avec un aérosol de cuisson et faites-la chauffer à feu moyen-vif. Placer le poulet sur la poêle et cuire jusqu'à ce qu'il soit cuit. Mettez de côté. Dans un bol, mélanger les tomates, la roquette, l'oignon, les olives et 6 c. pansement. Badigeonnez le reste de vinaigrette sur le poulet et coupez-le en tranches. Mélanger le poulet et le mélange de roquette aux tomates et bien mélanger. Sers immédiatement.

Apprécier!

Salade de pâtes aux coquillages avec vinaigrette au babeurre et à la ciboulette

Ingrédients

2 tasses de pâtes aux coquillages non cuites

2 tasses de pois verts surgelés

1/2 tasse de mayonnaise de canola biologique

1/2 tasse de babeurre sans gras

2 cuillères à soupe. ciboulette fraîche hachée

2 c. thym frais haché

1 c. sel

1 c. poivre noir fraîchement moulu

4 gousses d'ail, hachées

4 tasses de bébé roquette légèrement tassée

2 c. huile d'olive

4 onces de prosciutto finement haché, environ 1/2 tasse

Méthode

Préparez les pâtes selon les instructions du fabricant. Lorsque les pâtes sont presque cuites, ajouter les petits pois et cuire 2 minutes. Égoutter et tremper dans de l'eau froide. Égoutter à nouveau. Dans un bol, mélanger la mayonnaise, le babeurre, la ciboulette, le thym, le sel, le poivre et l'ail et bien mélanger. Ajouter les pâtes, les pois et la roquette et bien mélanger. Faire sauter le prosciutto dans une poêle à feu moyen-vif jusqu'à ce qu'il soit croustillant. Saupoudrer sur la salade et servir.

Apprécier!

Omble chevalier avec vinaigrette aux tomates

Ingrédients

8 filets d'omble chevalier de 6 onces

1 1/2 c. sel, fin

1 c. poivre noir, divisé

Aérosol de cuisson

8 c. vinaigre balsamique

4 c. Huile d'olive vierge extra

4 c. échalotes hachées

2 pintes de tomates raisins, coupées en deux

10 tasses de roquette légèrement tassée

4 c. pignons de pin, grillés

Méthode

Assaisonner les filets d'omble chevalier avec un peu de sel et de poivre. Faites-les cuire dans une poêle pendant environ 4 minutes des deux côtés. Retirer les filets de la poêle et couvrir d'un essuie-tout. Nettoyez la casserole de son jus. Versez le vinaigre dans un petit bol. Verser lentement l'huile et fouetter jusqu'à ce qu'elle épaississe. Ajouter les échalotes et bien mélanger. Ajouter les tomates, le sel et le poivre dans la poêle et faire chauffer à feu vif et cuire jusqu'à ce que les tomates ramollissent. Ajouter la vinaigrette et bien mélanger. Au moment de servir, dressez un lit de roquette dans l'assiette, placez l'omble chevalier et versez le mélange de tomates sur chaque filet. Garnir de quelques noix et servir immédiatement.

Apprécier!

Délicieuse salade de crabe

Ingrédients

2 cuillères à soupe. zeste de citron râpé

10 cuillères à soupe. jus de citron frais, divisé

2 cuillères à soupe. Huile d'olive vierge extra

2 c. Miel

1 c. Moutarde de Dijon

1/2 c. sel

1/4 c. poivre noir fraichement moulu

2 tasses de grains de maïs frais, environ 2 épis

1/2 tasse de feuilles de basilic finement tranchées

1/2 tasse de poivron rouge haché

4 c. oignon rouge finement haché

2 livres de chair de crabe en morceaux, morceaux de carapace retirés

16 tranches de tomates beefsteak mûres de 1/4 de pouce d'épaisseur

4 tasses de tomates cerises, coupées en deux

Méthode

Dans un grand bol, mélanger la couenne, 6 c. jus de citron, huile d'olive, miel, moutarde, sel et poivre. Retirer environ 3 cuillères à soupe. de ce mélange et réserver. Ajouter les 6 cuillères à soupe restantes. le jus de citron, le maïs, le basilic, le poivron rouge, l'oignon rouge et la chair de crabe au mélange de jus restant et bien mélanger. Ajouter les tomates et les tomates cerises et bien mélanger. Juste avant de servir versez dessus le jus retenu et servez aussitôt.

Apprécier!

Salade d'orzo au poulet

Ingrédients

1 tasse d'orzo non cuit

1/2 c. zeste de citron râpé

6 cuillères à soupe. jus de citron frais

2 cuillères à soupe. Huile d'olive vierge extra

1 c. sel casher

1 c. ail haché

1/2 c. Miel

1/4 c. poivre noir fraîchement moulu

2 tasses de poitrine de poulet rôtie désossée et sans peau, déchiquetée

1 tasse de concombre anglais coupé en dés

1 tasse de poivron rouge

2/3 tasse d'oignons verts tranchés finement

2 cuillères à soupe. aneth frais haché

1 tasse de fromage de chèvre émietté

Méthode

Préparez l'orzo selon les instructions du fabricant. Égoutter et tremper dans de l'eau froide et égoutter à nouveau et mettre dans un grand bol.

Mélanger le zeste de citron, le jus de citron, l'huile, le casher, l'ail, le miel et le poivre dans un bol. Fouetter ensemble jusqu'à ce qu'ils soient combinés.

Verser ce mélange sur les pâtes préparées et bien mélanger. Incorporer le poulet, le concombre, le poivron rouge, les oignons verts et l'aneth. Bien remuer. Garnir de fromage et servir immédiatement.

Apprécier!

Salade de flétan et de pêche

Ingrédients

6 cuillères à soupe. huile d'olive extra vierge, divisée

8 filets de flétan de 6 onces

1 c. sel casher, divisé

1 c. poivre noir fraîchement moulu, divisé

4 c. menthe fraîche ciselée

4 c. jus de citron frais

2 c. sirop d'érable

12 tasses de pousses d'épinards

4 pêches moyennes, coupées en deux et tranchées

1 concombre anglais, coupé en deux sur la longueur et tranché

1/2 tasse d'amandes tranchées grillées

Méthode

Saupoudrer les filets de flétan avec un peu de sel et de poivre. Placer le poisson dans une poêle chauffée et cuire des deux côtés pendant 6 minutes ou jusqu'à ce que le poisson se défasse légèrement lorsqu'il est coupé à la fourchette. Dans un grand bol, mélanger le sel, le poivre, l'huile, le jus de citron, la menthe et le sirop d'érable et fouetter jusqu'à homogénéité. Ajoutez-y les bébés épinards, les pêches et le concombre et mélangez bien. Au moment de servir, servir le filet sur un lit de salade et garnir de quelques amandes.

Apprécier!

Salade de betteraves et fromage bleu

Ingrédients

2 tasses de feuilles de menthe fraîche déchirées

2/3 tasse d'oignon rouge finement tranché verticalement

2 paquets de 6 onces de bébé chou frisé

1/2 tasse de yogourt grec nature à faible teneur en gras 2 %

4 c. babeurre sans gras

4 c. vinaigre de vin blanc

3 c. Huile d'olive vierge extra

1/2 c. sel casher

1/2 c. poivre noir fraîchement moulu

8 gros œufs cuits durs, coupés en quatre dans le sens de la longueur

2 paquets de 8 onces de betteraves pelées et cuites à la vapeur, coupées en quartiers

1 tasse de noix hachées grossièrement

4 onces de fromage bleu, émietté

Méthode

Dans un grand bol, mélanger l'oignon, le chou frisé, les œufs, la betterave et la menthe. Dans un autre bol, mélanger le yaourt grec, le babeurre, le vinaigre, l'huile, le sel et le poivre. Fouetter jusqu'à ce que tous les ingrédients soient bien incorporés. Juste avant de servir, versez la vinaigrette sur la salade et servez garnie de noix et de fromage.

Salade verte à l'italienne

Ingrédients

4 tasses de laitue romaine - déchirée, lavée et séchée

2 tasses de scarole déchirée

2 tasses de radicchio déchiré

2 tasses de laitue frisée rouge déchirée

1/2 tasse d'oignons verts hachés

1 poivron rouge, coupé en rondelles

1 poivron vert, coupé en rondelles

24 tomates cerises

1/2 tasse d'huile de pépins de raisin

1/4 tasse de basilic frais haché

1/2 tasse de vinaigre balsamique

1/4 tasse de jus de citron

sel et poivre au goût

Méthode

Pour la salade : Dans un bol, mélanger la laitue romaine, la scarole, la laitue frisée rouge, le radicchio, les oignons verts, les tomates cerises, le poivron vert et le poivron rouge.

Pour la vinaigrette : dans un petit bol, mélanger le basilic, le vinaigre balsamique, l'huile de pépins de raisin, le jus de citron et bien mélanger. Assaisonnez avec du sel et du poivre.

Juste avant de servir, verser la vinaigrette sur la salade et bien mélanger pour bien enrober. Sers immédiatement.

Apprécier!

Salade de brocoli aux canneberges

Ingrédients

1/4 tasse de vinaigre balsamique

2 c. Moutarde de Dijon

2 c. sirop d'érable

2 gousses d'ail, hachées

1 c. Zeste de citron râpé

sel et poivre au goût

1 tasse d'huile de colza

2 paquets de 16 onces de mélange de salade de chou au brocoli

1 tasse de canneberges séchées

1/2 tasse d'oignons verts hachés

1/2 tasse de pacanes hachées

Méthode

Verser le vinaigre dans un bol de taille moyenne. Ajouter la moutarde de Dijon, l'ail, le zeste de citron et le sirop d'érable. Bien fouetter et verser graduellement l'huile et fouetter jusqu'à homogénéité. Ajouter la salade de brocoli, les oignons verts, les canneberges séchées et l'oignon dans un grand bol à mélanger. Arroser la vinaigrette sur la salade et bien mélanger. Placer au réfrigérateur et laisser reposer une demi-heure. Garnir de noix de pécan et servir immédiatement.

Apprécier!

Délicieuse salade Marconi

Ingrédients

2 tasses de macaronis non cuits

1/2 tasse de mayonnaise

2 cuillères à soupe. vinaigre blanc distillé

1/3 tasse de sucre blanc

1 cuillère à soupe. et 3/4 c. moutarde jaune préparée

3/4 c. sel

1/4 c. poivre noir moulu

1/2 gros oignon, haché

1 branche de céleri, hachée

1/2 poivron vert, épépiné et haché

2 cuillères à soupe. carotte râpée, facultatif

1 cuillère à soupe. piments hachés, facultatif

Méthode

Préparez les macaronis selon les instructions du fabricant. Égoutter, tremper dans de l'eau froide et égoutter à nouveau. Mélanger la mayonnaise, le sucre, la moutarde, le vinaigre, le poivre et le sel dans un grand bol. Ajouter le poivron vert, le céleri, les piments, la carotte et les macaronis et bien mélanger. Réfrigérer une nuit avant de servir.

Apprécier!

Salade de pommes de terre et bacon

Ingrédients

1 livre de pommes de terre nouvelles rouges propres et frottées

3 oeufs

1/2 livre de bacon

1/2 oignon, finement haché

1/2 branche de céleri, haché finement

1 tasse de mayonnaise

sel et poivre au goût

Méthode

Cuire les pommes de terre dans l'eau bouillante jusqu'à ce qu'elles soient tendres. Égoutter et refroidir au réfrigérateur. Faites cuire les œufs durs dans de l'eau bouillante, plongez-les dans de l'eau froide, écalez-les et hachez-les. Faire dorer le bacon dans une poêle. Égoutter et émietter en petits morceaux. Couper les pommes de terre froides en morceaux de la taille d'une bouchée. Mélanger tous les ingrédients dans un grand bol. Servir frais.

Apprécier!

Salade de Roquefort

Ingrédients

2 têtes de laitue frisée, déchirées en bouchées

6 poires - pelées, évidées et hachées

10 onces de Roquefort, émietté

2 avocats - pelés, dénoyautés et coupés en dés

1 tasse d'oignons verts tranchés finement

1/2 tasse de sucre blanc

1 tasse de noix de pécan

2/3 tasse d'huile d'olive

1/4 tasse et 2 c. Vinaigre de vin rouge

1 cuillère à soupe. sucre blanc

1 cuillère à soupe. moutarde préparée

2 gousses d'ail, hachées

1 c. sel

Poivre noir fraîchement moulu au goût

Méthode

Ajouter le sucre 1/2cup avec les noix de pécan dans une poêle. Cuire à feu moyen jusqu'à ce que le sucre fonde et que les pacanes caramélisent. Verser lentement le mélange sur un papier ciré et laisser refroidir. Casser en morceaux et réserver de côté. Verser l'huile d'olive, le vinaigre de vin rouge, 1 cuil. sucre, moutarde, ail, poivre et sel dans un robot culinaire et mélanger jusqu'à ce que tous les ingrédients soient incorporés. Dans un grand saladier, ajouter tous les ingrédients restants et verser la vinaigrette. Bien mélanger pour enrober. Garnir de pacanes caramélisées et servir.

Apprécier!

Salade de thon

Ingrédients

2 boîtes de 7 onces de thon blanc, égoutté et émietté

3/4 tasse de mayonnaise ou de vinaigrette

2 cuillères à soupe. parmesan

1/4 tasse et 2 c. relish aux cornichons sucrés

1/4 c. flocons d'oignon hachés séchés

1/2 c. poudre de curry

2 cuillères à soupe. persil séché

2 c. aneth séché

2 pincées d'ail en poudre

Méthode

Ajouter le thon blanc, la mayonnaise, le parmesan, la relish aux cornichons sucrés et les cornichons à l'oignon dans un bol de taille moyenne. Bien mélanger. Saupoudrer le curry en poudre, le persil, l'aneth et la poudre d'ail et bien mélanger. Sers immédiatement.

Apprécier!

Salade de pâtes antipasti

Ingrédients

2 livres de pâtes aux coquillages

1/2 livre de salami de Gênes, haché

1/2 livre de saucisses au pepperoni, hachées

1 livre de fromage Asiago, coupé en dés

2 boîtes de 6 onces d'olives noires, égouttées et hachées

2 poivrons rouges, coupés en dés

2 poivrons verts, hachés

6 tomates, hachées

2 paquets de 0,7 once de mélange sec de vinaigrette à l'italienne

1-1/2 tasse d'huile d'olive extra vierge

1/2 tasse de vinaigre balsamique

1/4 tasse d'origan séché

2 cuillères à soupe. persil séché

2 cuillères à soupe. fromage parmesan râpé

Sel et poivre noir moulu au goût

Méthode

Cuire les pâtes selon les instructions du fabricant. Égoutter et tremper dans de l'eau froide. Égoutter à nouveau. Ajouter les pâtes, le pepperoni, le salami, les olives noires, le fromage Asiago, les tomates, le poivron rouge et le poivron vert dans un grand bol. Bien mélanger. Saupoudrer le mélange de vinaigrette et bien mélanger. Couvrir d'un film alimentaire et mettre au frais.

Pour la vinaigrette : Verser l'huile d'olive, l'origan, le vinaigre balsamique, le parmesan, le persil, le poivre et le sel dans un bol. Bien fouetter jusqu'à ce que le tout soit combiné. Juste avant de servir, versez la vinaigrette sur la salade et mélangez pour bien enrober. Sers immédiatement.

Apprécier!

Salade de poulet aux pâtes au sésame

Ingrédients

1/2 tasse de graines de sésame

2 paquets de 16 onces de pâtes papillon

1 tasse d'huile végétale

2/3 tasse de sauce soja légère

2/3 tasse de vinaigre de riz

2 c. huile de sésame

1/4 tasse et 2 c. sucre blanc

1 c. gingembre moulu

1/2 c. poivre noir moulu

6 tasses de viande de poitrine de poulet cuite, déchiquetée

2/3 tasse de coriandre fraîche hachée

2/3 tasse d'oignon vert haché

Méthode

Faire griller légèrement les graines de sésame dans une poêle à feu moyen-élevé jusqu'à ce que l'arôme remplisse la cuisine. Mettez de côté. Cuire les pâtes selon les instructions du fabricant. Égoutter, tremper dans de l'eau froide et égoutter et mettre dans un bol. Mélanger l'huile végétale, le vinaigre de riz, la sauce soja, le sucre, l'huile de sésame, le gingembre, le poivre et les graines de sésame jusqu'à ce que tous les ingrédients soient incorporés. Verser la vinaigrette préparée sur les pâtes et bien mélanger jusqu'à ce que la vinaigrette enrobe les pâtes. Ajouter les oignons verts, la coriandre et le poulet et bien mélanger. Sers immédiatement.

Apprécier!

Salade de pommes de terre traditionnelle

Ingrédients

10 pommes de terre

6 oeufs

2 tasses de céleri haché

1 tasse d'oignon haché

1 tasse de relish aux cornichons sucrés

1/2 c. sel à l'ail

1/2 c. sel de céleri

2 cuillères à soupe. moutarde préparée

Poivre noir moulu au goût

1/2 tasse de mayonnaise

Méthode

Cuire les pommes de terre dans une casserole d'eau bouillante salée jusqu'à ce qu'elles soient tendres, mais pas molles. Égoutter l'eau et éplucher les pommes de terre. Couper en morceaux de la taille d'une bouchée. Faites cuire les œufs durs et écalez-les et hachez-les. Mélanger délicatement tous les ingrédients ensemble dans un grand bol. Ne soyez pas trop brutal, sinon vous finirez par casser les pommes de terre et les œufs. Servir frais.

Apprécier!

Taboulé

Ingrédients

4 tasses d'eau

2 tasses de quinoa

2 pincées de sel

1/2 tasse d'huile d'olive

1 c. sel de mer

1/2 tasse de jus de citron

6 tomates, coupées en dés

2 concombres, coupés en dés

4 bottes d'oignons verts, coupés en dés

4 carottes, râpées

2 tasses de persil frais, haché

Méthode

Faire bouillir de l'eau dans une casserole. Ajoutez-y une pincée de sel et le quinoa. Couvrir la casserole avec un couvercle et laisser mijoter le liquide pendant environ 15-20 minutes. Une fois cuit, retirez du feu et mélangez à la fourchette pour refroidir plus rapidement. Pendant que le quinoa refroidit, placez le reste des ingrédients dans un grand bol. Ajouter le quinoa refroidi et bien mélanger. Sers immédiatement.

Apprécier!

Salade Surgelée

Ingrédients

2 tasses de yaourt

2 tasses de crème fraîche

1 tasse de macaronis cuits

2-3 piments, hachés

3 c. coriandre hachée

3 c. sucre

Sel au goût

Méthode

Mélanger tous les ingrédients dans un grand bol à mélanger et réfrigérer toute la nuit. Servir frais.

Apprécier!

Salade de fraises et feta

Ingrédients

1/2 tasse d'amandes effilées

1 gousse d'ail, hachée

1/2 c. Miel

1/2 c. Moutarde de Dijon

2 cuillères à soupe. vinaigre de framboise

1 cuillère à soupe. vinaigre balsamique

1 cuillère à soupe. cassonade

1/2 tasse d'huile végétale

1/2 tête de laitue romaine, déchirée

1 tasse de fraises fraîches, tranchées

1/2 tasse de fromage feta émietté

Méthode

Faites torréfier les amandes dans une poêle à feu moyen. Mettez de côté.

Mélanger le miel, l'ail, la moutarde, les deux vinaigres, l'huile végétale et la cassonade dans un bol. Mélanger tous les ingrédients avec les amandes grillées dans un grand saladier. Verser la vinaigrette juste avant de servir, bien mélanger pour enrober et servir immédiatement.

Apprécier!

Salade de concombre rafraîchissante

Ingrédients

2 gros concombres, coupés en morceaux de ½ pouce

1 tasse de yaourt entier

2 c. aneth, haché finement

Sel au goût

Méthode

Fouetter le yaourt jusqu'à consistance lisse. Ajouter le concombre, l'aneth et le sel et bien mélanger. Réfrigérer pendant la nuit et servir garni d'un peu d'aneth.

Apprécier!

Salade colorée

Ingrédients

2 tasses de grains de maïs, bouillis

1 poivron vert, coupé en dés

1 poivron rouge, coupé en dés

1 poivron jaune, coupé en dés

2 tomates, épépinées, coupées en dés

2 pommes de terre, bouillies, coupées en dés

1 tasse de jus de citron

2 c. poudre de mangue sèche

Sel au goût

2 cuillères à soupe. coriandre, hachée, pour garnir

Méthode

Mélanger tous les ingrédients sauf la coriandre dans un grand bol à mélanger. Assaisonner selon l'envie. Réfrigérer pendant la nuit. Garnir de coriandre juste avant de servir.

Apprécier!

Salade de pois chiches

Ingrédients

1 boîte de 15 onces de pois chiches, égouttés

1 concombre, coupé en deux sur la longueur et tranché

6 tomates cerises, coupées en deux

1/4 oignon rouge, haché

1 gousse d'ail, hachée

1/2 boîte de 15 onces d'olives noires, égouttées et hachées

1/2 once de fromage feta émietté

1/4 tasse de vinaigrette à l'italienne

1/4 citron, jus

1/4 c. sel à l'ail

1/4 c. poivre noir moulu

1 cuillère à soupe. crème pour la garniture

Méthode

Mélangez tous les ingrédients ensemble dans un grand saladier et placez au réfrigérateur pendant au moins 3 heures avant de servir.

Mélanger les haricots, les concombres, les tomates, l'oignon rouge, l'ail, les olives, le fromage, la vinaigrette, le jus de citron, le sel d'ail et le poivre.

Mélanger et réfrigérer 2 heures avant de servir. Servir frais. Servir nappé de crème.

Apprécier!

Salade acidulée d'avocat et de concombre

Ingrédients

4 concombres moyens, coupés en cubes

4 avocats, coupés en cubes

1/2 tasse de coriandre fraîche hachée

2 gousses d'ail, hachées

1/4 tasse d'oignons verts émincés, facultatif

1/2 c. sel

poivre noir au goût

1/2 gros citron

2 citrons verts

Méthode

Mélanger tous les ingrédients sauf le jus de lime dans un grand bol à mélanger. Mettre au frais au mois une heure. Verser le jus de citron vert sur la salade juste avant de servir et servir aussitôt.

Apprécier!

Salade de basilic, feta et tomates

Ingrédients

12 roma, tomates italiennes, coupées en dés

2 petits concombres - pelés, coupés en quatre sur la longueur et hachés

6 oignons verts, hachés

1/2 tasse de feuilles de basilic frais, coupées en fines lanières

1/4 tasse et 2 c. huile d'olive

1/4 tasse de vinaigre balsamique

1/4 tasse et 2 c. fromage feta émietté

sel et poivre noir fraîchement moulu au goût

Méthode

Mélanger tous les ingrédients ensemble dans un grand saladier. Rectifier l'assaisonnement selon le goût et servir immédiatement.

Apprécier!

Salade de pâtes et épinards

Ingrédients

1/2 paquet de 12 onces de pâtes farfalle

5 onces de bébés épinards, rincés et déchirés en bouchées

1 once de fromage feta émietté avec basilic et tomate

1/2 oignon rouge, haché

1/2 boîte de 15 onces d'olives noires, égouttées et hachées

1/2 tasse de vinaigrette à l'italienne

2 gousses d'ail, hachées

1/2 citron, jus

1/4 c. sel à l'ail

1/4 c. poivre noir moulu

Méthode

Préparez les pâtes selon les instructions du fabricant. Égoutter et tremper dans de l'eau froide. Égoutter à nouveau et placer dans un grand bol à mélanger. Ajouter les épinards, le fromage, les olives et les oignons rouges. Dans un autre bol, mélanger la vinaigrette, le jus de citron, l'ail, le poivre et le sel d'ail. Fouetter jusqu'à ce qu'ils soient combinés. Verser sur la salade et servir aussitôt.

Apprécier!

Orzo au basilic et aux tomates séchées

Ingrédients

1 tasse de pâtes orzo non cuites

1/4 tasse de feuilles de basilic frais hachées

2 cuillères à soupe. et 2 c. tomates séchées au soleil conservées dans l'huile hachées

1 cuillère à soupe. huile d'olive

1/4 tasse et 2 c. fromage parmesan râpé

1/4 c. sel

1/4 c. poivre noir moulu

Méthode

Préparez les pâtes selon les instructions du fabricant. Égoutter et tremper dans de l'eau froide. Égouttez à nouveau et réservez de côté. Dans un robot culinaire, placer les tomates séchées au soleil et le basilic et mélanger jusqu'à consistance lisse. Mélanger tous les ingrédients dans un grand bol et bien mélanger. Assaisonner selon l'envie. Cette salade peut être servie à température ambiante ou froide.

Apprécier!

Salade de poulet crémeuse

Ingrédients

2 tasses de mayonnaise

2 cuillères à soupe. sucre, ou plus selon la douceur de votre mayonnaise

2 c. poivre

1 poitrine de poulet, désossée et sans peau

1 pincée d'ail en poudre

1 pincée d'oignon en poudre

1 cuillère à soupe. coriandre hachée

Sel, au goût

Méthode

Poêler la poitrine de poulet jusqu'à ce qu'elle soit cuite. Laisser refroidir et couper en bouchées. Mélanger tous les ingrédients dans un grand bol et bien mélanger. Assaisonnez selon votre goût et servez frais.

Apprécier!

Défi rafraîchissant au gramme vert et au yaourt

Ingrédients

2 tasses de gramme vert

1 tasse de yaourt épais

1 c. poudre de chili

2 cuillères à soupe. sucre

Sel, au goût

Méthode

Faites bouillir une casserole d'eau et ajoutez-y une pincée de sel et le gramme vert. Cuire jusqu'à ce qu'il soit presque cuit et égoutter. Rincer sous l'eau froide et réserver. Fouetter le yaourt jusqu'à consistance lisse. Ajoutez-y la poudre de piment, le sucre et le sel et mélangez bien. Refroidissez le yaourt au réfrigérateur pendant quelques heures. Juste avant de servir, prélevez le gramme vert dans une assiette de service et servez garni du yaourt préparé. Sers immédiatement.

Apprécier!

Salade d'avocat et de roquette garnie de feta émiettée

Ingrédients

1 avocat mûr, lavé

Une poignée de feuilles de roquette

1 pamplemousse rose, épépiné

3 c. vinaigre balsamique

4 c. huile d'olive

1 c. moutarde

½ tasse de fromage feta, émietté

Méthode

Prélevez la partie charnue de l'avocat et placez-le dans un bol. Ajouter le vinaigre balsamique et l'huile d'olive et fouetter jusqu'à consistance lisse.

Ajouter le reste des ingrédients sauf le fromage feta et bien mélanger. Servir garni de fromage feta émietté.

Apprécier!

Salade de gramme vert germé

Ingrédients

1 tasse de pousses de pois chiches verts

1/4 tasse de concombre épépiné coupé en dés

1/4 tasse de tomates épépinées, hachées

2 cuillères à soupe. et 2 c. oignons verts hachés

1 cuillère à soupe. coriandre fraîche hachée

1/4 tasse de radis tranchés finement, facultatif

1-1/2 c. huile d'olive

1 cuillère à soupe. jus de citron

1-1/2 c. vinaigre de vin blanc

3/4 c. origan séché

1/4 c. poudre d'ail

3/4 c. poudre de curry

1/4 c. moutarde sèche

1/2 pincée sel et poivre au goût

Méthode

Mélanger tous les ingrédients dans un grand bol à mélanger et mélanger jusqu'à ce que tous les ingrédients soient enrobés d'huile. Mettre au réfrigérateur quelques heures avant de servir.

Apprécier!

Salade de pois chiches santé

Ingrédients

2-1/4 livres de pois chiches, égouttés

1/4 tasse d'oignon rouge, haché

4 gousses d'ail, hachées

2 tomates, hachées

1 tasse de persil haché

1/4 tasse et 2 c. huile d'olive

2 cuillères à soupe. jus de citron

sel et poivre au goût

Méthode

Mélanger tous les ingrédients dans un grand bol à mélanger et bien mélanger. Réfrigérer toute la nuit. Servir frais.

Apprécier!

Salade de bacon et de pois avec vinaigrette ranch

Ingrédients

8 tranches de bacon

8 tasses d'eau

2 paquets de 16 onces de pois verts surgelés

2/3 tasse d'oignons hachés

1 tasse de vinaigrette Ranch

1 tasse de fromage cheddar râpé

Méthode

Faire dorer le bacon dans une grande poêle à feu vif. Égouttez la graisse et émiettez le bacon et réservez de côté. Dans une grande casserole, faites bouillir de l'eau et ajoutez-y les petits pois. Faites cuire les petits pois une minute seulement et égouttez-les. Plonger dans de l'eau froide et égoutter à nouveau. Dans un grand bol, mélanger le bacon émietté, les pois bouillis, l'oignon, le fromage Cheddar et la vinaigrette Ranch. Bien mélanger et réfrigérer. Servir frais.

Apprécier!

Salade d'asperges croustillantes

Ingrédients

1-1/2 c. vinaigre de riz

1/2 c. Vinaigre de vin rouge

1/2 c. sauce soja

1/2 c. sucre blanc

1/2 c. Moutarde de Dijon

1 cuillère à soupe. huile d'arachide

1-1/2 c. huile de sésame

3/4 livre d'asperges fraîches, parées et coupées en morceaux de 2 pouces

1-1/2 c. graines de sésame

Méthode

Dans un petit bol, ajouter le vinaigre de riz, le vinaigre de vin de riz, le sucre, la sauce soja et la moutarde. Versez lentement les huiles, tout en fouettant continuellement, afin d'émulsionner les liquides ensemble. Remplissez une casserole d'eau et ajoutez-y une pincée de sel. Porter à ébullition. Mettez les asperges dans l'eau et faites cuire pendant 5 minutes ou jusqu'à ce qu'elles soient tendres mais pas molles. Égoutter et tremper dans de l'eau froide. Égoutter à nouveau et placer dans un grand bol. Verser la vinaigrette préparée sur les asperges et mélanger jusqu'à ce que la vinaigrette enrobe les asperges. Garnir de quelques graines de sésame et servir immédiatement.

Apprécier!

Délicieuse salade de poulet

Ingrédients

2 cuillères à soupe. bouillon de poulet sans gras et moins de sodium

1 cuillère à soupe. vinaigre de vin de riz

1/2 c. sauce de poisson thaï

1/2 c. sauce soja faible en sodium

1/2 c. ail coupé

1 c. sucre

1/2 livre de filets de poitrine de poulet, sans peau, désossés, coupés en bouchées

1/2 c. huile d'arachide

2 tasses de verdures mélangées

2 cuillères à soupe. basilic frais, haché

2 cuillères à soupe. oignon rouge, tranché finement

1 cuillère à soupe. cacahuètes grillées à sec finement hachées non salées

Quartiers de citron vert, facultatif

Méthode

Dans un bol de taille moyenne, mélanger le bouillon de poulet, le vinaigre de vin de riz, la sauce de poisson thaïlandaise, la sauce soja faible en sodium, l'ail et le sucre. Mettre les morceaux de poulet dans cette marinade et enrober le poulet dans le mélange et réserver quelques minutes. Ajouter l'huile dans une grande poêle et chauffer à feu moyen. Retirer les morceaux de poulet de la marinade et cuire dans la poêle chauffée pendant environ 4-5 minutes ou jusqu'à ce qu'ils soient complètement cuits. Verser la marinade et cuire à feu réduit jusqu'à ce que la sauce épaississe. Retirer du feu. Dans un grand bol, mélanger les légumes verts, le basilic et le poulet et bien mélanger jusqu'à ce qu'ils soient enrobés. Servir la salade garnie d'oignons et de cacahuètes avec des quartiers de citron à côté.

Apprécier!

Salade saine de légumes et de nouilles soba

Ingrédients

2 paquets de 8 onces de nouilles soba

2 ½ tasses de soja vert surgelé

1 ½ tasse de carottes, coupées en julienne

2/3 tasse d'oignons verts, tranchés

4 c. coriandre fraîche, hachée

3 c. piment serrano, haché

2 livres de crevettes décortiquées et déveinées

1/2 c. sel

1/2 c. poivre noir

Aérosol de cuisson

2 cuillères à soupe. jus d'orange frais

2 cuillères à soupe. jus de citron vert frais

1 cuillère à soupe. sauce soja faible en sodium

1 cuillère à soupe. huile de sésame noir

1 cuillère à soupe. huile d'olive

Méthode

Faites bouillir une casserole d'eau et faites-y cuire les nouilles jusqu'à ce qu'elles soient presque cuites. Dans une poêle, cuire les graines de soja pendant 1 minute ou jusqu'à ce qu'elles soient bien chaudes. Retirer de la poêle et égoutter. Mélanger les nouilles avec les carottes, les oignons, la coriandre et le piment. Vaporiser une grande poêle avec un peu d'aérosol de cuisson et chauffer à feu moyen. Mélanger les crevettes avec du sel et du poivre. Placer les crevettes dans la poêle et cuire jusqu'à ce qu'elles soient cuites. Ajouter les crevettes au mélange de nouilles. Dans un petit bol, ajouter le jus d'orange et les autres ingrédients et bien mélanger. Verser la vinaigrette sur le mélange de nouilles et bien mélanger jusqu'à ce qu'il soit enrobé.

Apprécier!

Salade de laitue et de cresson avec vinaigrette aux anchois

Ingrédients

Pansement:

1 tasse de yogourt nature sans gras

1/2 tasse de mayonnaise allégée

4 c. persil plat frais haché

6 cuillères à soupe. oignons verts hachés

2 cuillères à soupe. ciboulette fraîche hachée

6 cuillères à soupe. vinaigre de vin blanc

4 c. pâte d'anchois

2 c. estragon frais haché

1/2 c. poivre noir fraîchement moulu

1/4 c. sel

2 gousses d'ail, hachées

Salade:

16 tasses de laitue romaine déchirée

2 tasses de cresson paré

3 tasses de poitrine de poulet cuite hachée

4 tomates, chacune coupée en 8 quartiers, environ 1 livre

4 gros œufs cuits durs, chacun coupé en 4 quartiers

1 tasse d'avocat pelé en dés

1/2 tasse, 1 1/2 once de fromage bleu émietté

Méthode

Mettez tous les ingrédients nécessaires pour la vinaigrette dans un robot culinaire et donnez-lui un tourbillon et mélangez jusqu'à consistance lisse. Réfrigérer. Dans un grand bol, mettre tous les ingrédients de la salade et bien mélanger. Verser sur la vinaigrette juste avant de servir.

Apprécier!

Salade jaune simple

Ingrédients

1 épi de maïs jaune

Arroser d'huile d'olive extra vierge

1 courge jaune fraîche

3 tomates raisins jaunes fraîches

3-4 feuilles de basilic frais

Pincée de sel au goût

Poivre noir fraîchement moulu à saupoudrer

Méthode

Tout d'abord, coupez les grains du maïs. Couper la courge jaune fraîche et les tomates raisins jaunes fraîches en tranches. Maintenant, prenez une poêle et versez un filet d'huile d'olive et faites revenir le maïs et la courge jusqu'à ce qu'ils soient tendres. Dans un bol, ajouter tous les ingrédients et assaisonner au goût. Mélangez et servez.

Apprécier!

Salade d'agrumes et de basilic

Ingrédients

Huile d'olive vierge extra

2 oranges, jus

1 jus de citron frais

1 Zeste de citron

1 cuillère à soupe. de miel

Un filet de vinaigre de vin blanc

Pincée de sel

2-3 feuilles de basilic frais, hachées

Méthode

Prenez un grand bol à salade et ajoutez l'huile d'olive extra vierge, le jus de citron et d'orange frais et mélangez bien. Ajoutez ensuite le zeste de citron, le miel, le vinaigre de vin blanc, les feuilles de basilic frais et saupoudrez de sel au goût. Bien remuer pour mélanger. Mettre ensuite au réfrigérateur pour refroidir et servir.

Apprécier!

Salade de bretzels simple

Ingrédients

1 paquet de bretzels

Sel à saupoudrer

2/3 tasse d'huile d'arachide

Vinaigrette à l'ail et aux fines herbes, vous pouvez utiliser la vinaigrette de votre choix, selon vos goûts

Méthode

Prenez un grand sac de mélange. Ajoutez maintenant les bretzels, l'huile d'arachide, le mélange de vinaigrette à l'ail et aux fines herbes ou toute autre vinaigrette. Saupoudrez un peu de sel pour assaisonner. Maintenant, secouez bien le sac pour que les bretzels soient uniformément enrobés. Servez-le immédiatement.

Apprécier!

www.ingramcontent.com/pod-product-compliance
Lightning Source LLC
Chambersburg PA
CBHW071426080526
44587CB00014B/1757